AF459568

DE L'IMBIBITION CADAVÉRIQUE

DU GLOBE DE L'ŒIL

ET DE

LA RIGIDITÉ MUSCULAIRE

ÉTUDIÉES COMME SIGNES DE LA MORT RÉELLE.

DU MÊME AUTEUR :

Études physiologiques et médicales sur quelques lois de l'organisme avec applications à la médecine légale. In-8 de 200 pages. Paris, 1868.

De l'hypertrophie normale et temporaire du cœur liée à la gestation. In-8, 48 pages. Paris, 1868.

Contributions à l'histoire de l'atrophie sénile du système nerveux. In-8, 20 pages. Paris 1868.

Considérations sur le développement des tubercules dans les centres nerveux. Paris, 1832.

A. Parent, imprimeur de la Faculté de Médecine, rue M.-le-Prince, 31.

DÉPÔT LÉGAL
Seine

DE L'IMBIBITION CADAVÉRIQUE

DU

GLOBE DE L'OEIL

ET DE

LA RIGIDITÉ MUSCULAIRE

ÉTUDIÉES COMME SIGNES DE LA MORT RÉELLE,

Mémoire accompagné de remarques générales sur les phénomènes cadavériques.

PAR

J.-F. LARCHER

DOCTEUR EN MÉDECINE,
ANCIEN INTERNE EN MÉDECINE ET EN CHIRURGIE DES HÔPITAUX DE PARIS,
LAURÉAT DE L'INSTITUT ET DE L'ACADÉMIE DE MÉDECINE DE PARIS,
CHEVALIER DE LA LÉGION D'HONNEUR, ETC.

PARIS

P. ASSELIN, SUCCESSEUR DE BÉCHET J^NE ET LABÉ,

LIBRAIRE DE LA FACULTÉ DE MÉDECINE

Place de l'École-de-Médecine.

1868

DE L'IMBIBITION CADAVÉRIQUE

DU GLOBE DE L'ŒIL

ET DE

LA RIGIDITÉ MUSCULAIRE

ÉTUDIÉES COMME SIGNES DE LA MORT RÉELLE,

Mémoire accompagné de remarques générales sur les phénomènes cadavériques.

CHAPITRE PREMIER.

CONSIDÉRATIONS GÉNÉRALES SUR LES SIGNES DE LA MORT RÉELLE. — Les phénomènes de la putréfaction constituent les seuls signes absolument certains pour établir la réalité de la mort. — On a vainement cherché jusqu'ici, parmi les signes vantés comme moins tardifs à se produire, un signe qui ne la cédât pas en certitude aux phénomènes de la putréfaction. — Énumération des divers signes de mort.

L'étude des signes de la mort réelle remonte à une époque assez éloignée déjà. Parmi les auteurs qui l'ont entreprise, les uns arrivent à nier, d'une manière générale, la certitude de tous les prétendus signes de mort; tandis que les autres, moins incrédules, font une exception en faveur d'un nouveau signe qu'ils proposent.

Je crois, pour ma part, qu'il serait très-facile de reconnaître que la mort réelle ne peut être constatée, d'une façon irrécusable, que lorsque la putréfaction s'est emparée du corps soumis à l'examen. La putréfaction constitue le seul signe absolument certain de la mort réelle. Cette opinion, à la fois la plus populaire et la plus ancienne, me paraît être aussi la mieux fondée: c'est elle qui, du reste, a donné naissance à l'antique usage de ne procéder aux cérémonies funèbres, qu'après avoir exposé les corps pendant un ou plusieurs jours dans un lieu où ils pussent être l'objet de la surveillance la plus attentive.

Mais, on conçoit facilement qu'il ne peut être sans inconvénient pour les vivants d'attendre toujours que la putréfaction se soit produite pour affirmer que la mort est bien réelle. Aussi, les efforts des divers observateurs ont-ils été dirigés surtout vers la recherche de signes moins tardifs à se produire que la décomposition cadavérique. Cependant, une condition indispensable pour qu'on pût accorder quelque valeur à tel ou tel de ces signes, successivement vantés, c'était qu'aucun d'eux ne le cédât en certitude au phénomène naturel dont on voulait devancer l'apparition.

On conviendra que le reproche d'incertitude

s'applique aisément à des signes, tels que la décoloration de la peau; l'aspect hippocratique de la face; la perte des facultés intellectuelles, du sentiment, de l'ouïe, de l'odorat; l'immobilité absolue; la lourdeur et l'allongement du corps; le libre passage de l'air insufflé dans la bouche; l'absence de réaction contre les divers excitants de la muqueuse intestinale; la persistance de la sécheresse de la bouche après sa dessiccation artificielle. On a conseillé de recourir à l'épreuve du *thanatomètre* (1), de tenter l'abaissement violent de la mâchoire inférieure, l'expérience des corps légers tenus librement devant la bouche et le nez, l'épreuve de la bougie et celle du miroir. On a recommandé encore l'expérience qui consiste à placer sur la région de l'estomac un verre plein d'eau pour s'assurer de l'absence de tout mouvement. On a fait ressortir également la valeur de l'affaissement des yeux, et l'importance de cette odeur *sui generis*, différente de la putréfaction, qui marquerait l'instant de la mort pour disparaître quelques heures plus tard. Je dois mentionner encore la perte de la transpa-

---

(1) Nasse, *De la différence entre la mort apparente et la mort réelle*. Bonn, 1841. (*Archives gén. de méd.*, 4e série, t. IV, p. 105. Paris, 1844.)

rence de la main et des doigts, le bleuissement de ces derniers; la lividité des parties déclives et leur aplatissement; enfin, cet autre signe, indiqué par Villermé, la flexion du pouce recouvert par les autres doigts, signe non constant, puisque, suivant la remarque de M. A. Devergie, il manque sept fois sur dix, dans les cas de mort réelle.

M. Parrot, auquel j'emprunte cette longue énumération des signes donnés comme autant d'indices infaillibles de la mort, fait justement observer qu'ils auraient un double inconvénient à être acceptés comme tels; car ils peuvent être constatés pendant la vie, et ils peuvent manquer, ils manquent même souvent, après son extinction complète (1).

Mais il est d'autres phénomènes, qui ont fait l'objet d'une étude attentive, et de la constatation desquels il semble que doive ressortir toujours une certitude absolue de la mort réelle. De ce nombre, sont : le refroidissement général du corps, la rigidité cadavérique, l'absence des contractions musculaires sous l'influence de stimulants divers (électriques ou autres); et, comme signes moins tardifs ou moins éloignés du mo-

(1) J. Parrot, *De la Mort apparente*, thèse d'agrégation, p. 10. Paris, 1860.

ment précis de la mort, l'absence d'auréole et de phlyctènes à la suite d'une brûlure de la peau, le relâchement simultané des sphincters, la dilatation de la pupille, la formation d'une toile glaireuse sur la cornée, les résultats de l'exploration dite *dynamoscopique*, ceux de l'exploration du cœur à l'aide de la palpation, de l'auscultation ou de l'acupuncture.

Je ne me propose pas de faire ici une critique étendue de la valeur des divers signes que je viens de mentionner. La plupart des auteurs qui ont écrit avant moi sur ce sujet, l'ont déjà fait plus ou moins complétement, et moi-même aurai bientôt, peut-être, dans un autre ouvrage, l'occasion de m'apesantir sur ces questions, dont je me suis déjà occupé ailleurs (1).

Ici, j'ai pour but d'examiner deux des signes de la mort réelle, sur lesquels mon attention s'est portée depuis longtemps, et dont l'un, étudié surtout par Nysten, a été l'occasion de quelques erreurs d'observation; tandis que l'autre, dont j'ai le premier indiqué l'existence (2), n'est généralement pas encore suffisamment connu.

---

(1) J.-F. Larcher, *Des Phénomènes cadavériques, au point de vue de la physiologie et de la médecine légale*. (*Archives gén. de méd.*, 3e série, t. XIX, p. 689. Paris, 1862.)

(2) Dans mon *Appréciation physiologique et médico-légale des*

CHAPITRE DEUXIÈME.

PHÉNOMÈNES CADAVÉRIQUES ÉTUDIÉS DANS LE SYSTÈME MUSCULAIRE. — Phénomènes de contraction. — Roideur cadavérique : histoire générale de ce phénomène; expériences et faits relatifs aux conditions de sa production. Ordre dans lequel la roideur cadavérique se produit et disparaît ensuite; inexactitudes généralement accréditées sur ce sujet; résultat différent fourni par nos recherches. — L'importance de la rigidité cadavérique, comme signe de mort réelle, est incontestable; mais, diverses conditions pouvant modifier sa durée, elle peut échapper à la constatation.

Les renseignements que peut fournir le système musculaire pour la constatation de la mort réelle, sont de plusieurs ordres, selon que les muscles sont eux-mêmes dans l'un des trois états de contractilité, de roideur ou de flaccidité.

La contractilité après la mort dure un certain temps et s'éteint successivement dans les muscles, à commencer par le ventricule aortique; viennent ensuite les muscles intérieurs, puis les muscles extérieurs, et en dernier lieu l'oreillette pulmonaire.

---

signes propres à établir la certitude de la mort. (Mémoire manuscrit adressé à l'Académie des sciences de Paris, le 31 mars 1846, pour le concours du prix Manni.)

Les muscles ne conservent pas seulement la propriété de se contracter sous l'influence de tel ou tel stimulant qu'on leur applique, comme l'ont si bien démontré les expériences de Bichat et de Nysten : on observe encore cette contractilité mise en jeu, sans intervention des centres nerveux, sans aucune stimulation directe. On voit ce phénomène se produire, en quelque sorte, *motu proprio*, longtemps après la cessation de la vie. C'est ainsi, par exemple, qu'on voit se contracter les muscles des parois de la poitrine et du ventre, sur des portions d'animaux destinées aux usages de la boucherie, et déjà appendues depuis plusieurs heures, aux crochets de la muraille (1).

(1) Ces mouvements, que j'ai souvent observés dans les conditions que je viens d'indiquer, me paraissent intéressants à rapprocher de ceux que quelques auteurs, depuis Finlayson (*Médico-chirurgical Transactions*, t. II, p. 161), ont vus se produire chez des sujets qui avaient succombé à la suite du choléra ou de la fièvre jaune, et sur lesquels M. G.-H. Brandt a particulièrement appelé l'attention des observateurs (*Des Phénomènes de contraction musculaire observés chez des individus qui ont succombé à la suite du choléra ou de la fièvre jaune;* thèse inaugurale. Paris, 1855). Les mouvements en question, que je n'ai jamais observés moi-même, et qui se montreraient souvent chez les cadavres d'individus morts du choléra ou de la fièvre jaune, seraient d'une nature spéciale et ne devraient être confondus ni avec les mouvements convulsifs ou volontaires, ni avec ceux que l'on observe au moment de l'agonie, ni encore avec ceux qui ont lieu quel-

Dans cette première condition possible, de l'état des muscles sur le cadavre, les membres ont conservé toute leur souplesse, toute leur flexibilité ; mais il ne faut pas confondre celle-ci avec la flaccidité des muscles, phénomène qui reconnaît pour cause le relâchement général des solides.

---

quefois au moment où va s'établir la rigidité cadavérique. Parmi les divers mouvements exécutés par les cadavres des cholériques, ou des sujets qui ont succombé à la fièvre jaune, on trouve signalés particulièrement certains mouvements des yeux, « l'action d'ouvrir et de fermer la bouche, des mouvements des bras et des mains, qui, tantôt semblent chercher quelque chose, tantôt se mettent l'une dans l'autre, comme pendant la prière. » (G.-H. Brandt, *loc. cit.*, p. 8.) Les contractions commenceraient, en général, dans la majorité des cas, par les membres inférieurs (*ibid.*, p. 21); elles disparaîtraient du reste ordinairement pendant quelques instants, pour recommencer ensuite (*ibid.*, p. 21). D'après M. Brown-Séquard, les mouvements qui surviennent après la mort, chez les cholériques, se montrent toujours chez les individus qui, doués d'un système musculaire extrêmement développé, sont morts en moins d'un jour de maladie, et chez lesquels les crampes n'ont été ni assez fortes, ni assez nombreuses, pour épuiser l'irritabilité musculaire.

Une force musculaire très-développée, une courte durée de la maladie, pas de crampes, crampes légères ou de peu de durée, voilà trois circonstances qui seraient favorables à la production des mouvements chez les cadavres de cholériques. Je dois me borner à les indiquer, n'ayant pas sur ce point d'expérience personnelle ; mais il m'a paru intéressant de les rapprocher du phénomène observé sur les portions d'animaux dont j'ai plus haut fait mention. Chez ces animaux, en effet, le système musculaire était toujours très-développé, la mort avait en général été assez rapide, et rien

Les muscles alors ne présentent point la fermeté qu'ils offrent sur le vivant, même en dehors de l'état de contraction ; leurs fibres se déchirent aisément.

Entre ces deux conditions extrêmes, que peut offrir le système musculaire après la mort, il en est une autre, plus importante, qui va fixer surtout notre attention, c'est la *roideur cadavérique*.

---

n'annonçait l'existence de contractions douloureuses des membres pendant les derniers moments de la vie. Les contitions dans lesquelles avait lieu la mort étaient donc celles qu'indique, de son côté, M. Brown-Séquard.

Le savant physiologiste fait remarquer que l'irritabilité musculaire persiste, après la mort, un temps d'autant plus long que la vie s'est éteinte plus rapidement et avec un moindre développement de convulsions ; aussi, pense-t-il que c'est précisément à la réalisation de ces deux conditions qu'est due, chez les cholériques, la fréquence des mouvements *post mortem*, dont la persistance de l'irritabilité musculaire est à son tour une des conditions indispensables. Les animaux de boucherie réalisent en mourant ces deux conditions, et, par conséquent, le parallèle me paraît se poursuivre encore sur ce point.

Quant à la nature de l'agent excitateur, qui, mettant en jeu l'irritabilité musculaire après la mort, produirait les mouvements qui s'observent en pareil cas, — tout en réservant l'existence possible d'un autre agent chez les cholériques, — M. Brown-Séquard, s'appuyant sur des faits de divers ordres, et notamment sur quelques expériences, met en cause, d'une manière générale, l'acide carbonique accumulé dans le sang et dans les muscles. Ici, je m'arrête, n'ayant pas d'éléments suffisants pour poursuivre mon parallèle.

Partout, et dans tous les temps, la roideur du tronc et des membres a été considérée comme un signe certain de la mort réelle.

Louis, dans ses *Lettres sur la certitude des signes de la mort*, indiquait déjà la roideur des membres comme un signe de l'anéantissement de l'action vitale. « Des recherches faites avec toute l'exactitude dont il a été capable, et qu'il a suivies pendant plusieurs années sans interruption, lui ont fait voir, sur plus de 500 sujets, qu'à l'instant de la mort, c'est-à-dire au moment de la cessation absolue des mouvements qui animent la machine du corps humain, les articulations commencent à devenir roides, même avant la diminution de la chaleur naturelle. Il résulte de cette remarque, que la flexibilité des membres est un des principaux signes par lesquels on peut juger qu'une personne n'est pas morte, quoiqu'elle ne donne d'ailleurs aucun signe de vie. »

Louis s'est également attaché à différencier la rigidité cadavérique (roideur musculaire), de celle qui résulte d'un état convulsif. « Si, dit-il, « la roideur et l'inflexibilité des membres viennent « de la convulsion des muscles, on aura toutes les « peines imaginables, et souvent il sera impos-

« sible de forcer un membre à faire un mouve-« ment opposé à celui où il est fixé par l'action « convulsive des muscles; et, si l'on en vient à « bout, le membre retournera avec violence vers « le lieu où il était. On observera tout le con-« traire dans les cadavres : dès qu'on aura forcé « l'articulation, le membre est indifférent à tel ou « tel mouvement, et il suit constamment les règles « du mouvement des corps inanimés » (1).

Il ne faudrait pas non plus confondre la rigidité d'un corps gelé, avec celle d'origine cadavérique. « La première en diffère en ce sens qu'elle « est générale : la peau, les mamelles, le bas-« ventre et tous les organes offrent la même du-« reté que les masses charnues ; dans la roideur « cadavérique, les muscles seuls présentent de la « dureté » (2). Quant à la remarque de Nysten, remarque d'après laquelle il suffirait de plier un membre congelé, pour produire un bruit analogue au *cri* de l'étain et qui résulterait du brisement des petits fragments de glace dont sont remplis les vaisseaux et les vacuoles du tissu cellulaire, elle n'ajoute peut-être pas un signe dis-

(1) Louis, *loc. cit.*, p. 135.
(2) J. Parrot, *loc. cit.*, p. 15.

tinctif d'une valeur réelle dans la détermination de l'existence de la rigidité cadavérique.

La rigidité cadavérique me paraît, au point de vue de ses caractères, emprunter une signification plus grande à l'ordre même suivant lequel elle s'établit.

Elle s'observe chez tous les Animaux qui sont pourvus d'un système musculaire, c'est-à-dire, qu'elle a exclusivement son siége dans les muscles (1); et, en effet, elle cesse dès qu'on les coupe, tandis que la section de la peau, celle des synoviales, des ligaments des articulations, ne la font pas disparaître. De nombreuses expériences, faites par Nysten, d'autres que nous avons eu l'occasion de répéter, ne laissent à cet égard aucune espèce de doute.

Chez l'Homme adulte, quand la roideur survient, les articulations, restées ordinairement droites au tronc, demi-fléchies aux membres thoraciques, et étendues aux membres abdomi-

---

(1) La rigidité, selon M. de Vauréal, ne serait pourtant pas uniquement le fait des muscles; elle siégerait également dans toutes les parties constituées par du tissu cellulaire, comme les capsules articulaires, les ligaments, la peau, les muqueuses. (De Vauréal, *Recherches sur l'irritabilité musculaire et la rigidité cadavérique*, in *Bulletins de la Société médicale d'émulation*, 2e série, t. I, p. 533. Paris, 1867.)

naux, à l'instant de la mort, deviennent inflexibles dans ces diverses attitudes. On change difficilement leur direction, et la résistance qu'on éprouve est quelquefois telle, qu'on peut soulever le cadavre, tout d'une pièce, en le saisissant seulement à l'une de ses extrémités. Chez les enfants et chez les vieillards, les mêmes phénomènes s'observent, mais les membres inférieurs sont presque toujours demi-fléchis.

La roideur cadavérique se montre, en général, à une époque rapprochée de la mort, et Morgagni, considère son développement comme en étant très-voisin. Suivant Nysten, elle n'apparaît qu'après l'extinction de la chaleur du corps. Nous avons constaté, nombre de fois, l'inexactitude de cette dernière assertion; souvent, au contraire, nous avons rencontré simultanément, et la rigidité musculaire, et la chaleur du corps conservée à un très-haut degré. Ce phénomène offre des différences nombreuses dans le plus ou moins de lenteur ou de rapidité de son apparition ; de plus, nous avons reconnu, par l'examen des cadavres Humains et par l'expérimentation sur les Animaux, que la rigidité peut être et peut demeurer incomplète chez les sujets affaiblis. Enfin, dans des circonstances d'ailleurs très-rares, elle manque complétement; et Bichat, notamment, l'a vue manquer chez quelques asphyxiés. Orfila, cependant, la considère comme un phénomène constant de la mort, et, si elle a été niée, dit-il, c'est qu'on avait observé les cadavres à une époque rapprochée ou trop éloignée de celle où la mort avait eu lieu (1).

Nysten n'admettait pas non plus qu'elle pût manquer; et, à cet égard, il dit que « si elle a souvent échappé à l'observation des physiologistes, « c'est lorsqu'elle n'était pas encore développée ou « qu'elle avait déjà cessé. » Nysten était tellement convaincu de la constance de la production du phénomène, que, voyant Haller déclarer qu'il ne l'avait pas remarquée chez son propre enfant, le troisième jour de la mort (2), l'auteur des *Recherches de physiologie et de chimie pathologiques* pense que la douleur du père a dû mettre en défaut la sagacité de l'observateur. Pour moi, quoi qu'en ait pensé Nysten, l'observation de Haller demeure dans toute sa vérité; seulement elle se rapporte à une rare exception. Nous avons

(1) Orfila, *Traité de médecine légale*, 4e édit., t. I, p. 483. Paris, 1848.

(2) « Proprio in puero vidi nullam esse rigorem, quum « tertio post mortem die sepeliretur. » (Haller, *Elementa physiologiæ*, t. VIII, p. 124.)

étudié, avec la plus sérieuse attention, ce point controversé, et nous avons plusieurs fois constaté, avec le plus grand soin, l'absence complète de la roideur cadavérique chez des sujets affaiblis par une maladie longue et douloureuse ; d'autres observateurs ont fait la même remarque dans quelques cas de mort sénile.

En dépit de ces exceptions, dont il faut tenir compte, il est impossible de ne pas reconnaître la constance habituelle de la roideur cadavérique ; mais il faut reconnaître aussi que, sous l'influence de certaines conditions, le phénomène peut, chez les différents sujets et quelquefois sur le même cadavre, présenter des différences de force et de durée.

D'une manière générale, on peut dire que la rigidité cadavérique est d'autant plus forte et dure d'autant plus longtemps, que le système musculaire est plus développé et a éprouvé moins d'altérations (1). Ces faits peuvent se vé-

(1) Quoique le degré qu'acquiert la roideur, soit généralement en proportion du degré d'irritabilité musculaire, au moment de la mort, nous pensons avec M. Brown-Séquard (*Leçon croonienne sur les relations entre l'irritabilité musculaire, la rigidité cadavérique et la putréfaction ;* in *Journal de la physiologie de l'homme et des animaux*, t. IV, p. 278 ; Paris, 1861), que le degré de la rigidité cadavérique est plus fréquem-

rifier tous les jours par l'expérimentation sur les grands Animaux, le Bœuf, le Cheval, etc.

Plus la roideur cadavérique survient tard, plus sa durée est considérable, et *vice versa* (1). Nysten l'a vue ne commencer que seize ou dix-huit heures après la mort, et ne cesser complétement qu'au bout de six ou sept jours, chez des Hommes d'une constitution athlétique.

L'air sec et froid l'entretient pendant longtemps (2). Laënnec a fait voir à Nysten un Ecureuil encore roide, le septième jour après la mort.

---

ment en rapport avec le volume et la consistance des muscles qu'avec leur irritabilité au moment de la mort. « Le volume des muscles, leur consistance, semblent être les principales circonstances qui ont une influence notable sur le degré d'énergie de la rigidité; et, si l'irritabilité semble, en général, avoir des rapports directs avec le degré de rigidité, c'est que l'irritabilité est généralement en proportion avec le volume et la consistance des muscles. »

(1) Dans un travail publié postérieurement à l'époque où j'adressai à l'Académie des sciences de Paris un mémoire manuscrit sur cette question (1846), M. Brown-Séquard (*Journal de la physiologie*), t. IV, p. 266. Paris, 1861) est arrivé à des résultat qui confirment ceux auxquels j'étais arrivé moi-même.

(2) Les expériences de M. Brown-Séquard (*loc. cit.*, p. 270) le conduisent également à la même conclusion. « En général, dit-il, toutes les fois qu'il y avait une différence de 8 à 10 degrés entre les températures de deux animaux d'âges et d'espèces identiques, l'irritabilité musculaire et la rigidité cadavérique duraient deux ou trois fois plus longtemps que chez l'animal dont la température était la plus basse. »

pendant la saison froide. La mort par refroidissement est elle-même une cause favorable à la longue durée de la rigidité cadavérique (1). La roideur cadavérique est d'autant plus prompte à se produire que l'animal qui succombe a été plus fatigué, plus surmené. J'ai fait, à cet égard, dès 1846, une série d'expériences comparatives, parmi lesquelles je citerai, comme types, les deux suivantes (2) :

1re *expérience.* — 9 janvier 1846. — Par une température douce, à quatre heures du soir, trois Moutons, bien nourris, et tenus au repos depuis six jours, sont sacrifiés, selon la méthode ordinaire (section des parties molles du cou, mouvement de bascule imprimé à la tête, section de la moelle épinière) :

Au bout d'une demi-heure, les membres postérieurs commencent à se roidir ; les membres antérieurs conservent leur flexibilité habituelle.

Après trois quarts d'heure, la roideur est com-

(1) Luigi de Crecchio, *De la Mort par le froid* (*Il Morgagni*, 1866, et *Archives de physiologie normale et pathologique*, publiées par Brown-Séquard, Charcot et Vulpian, t. I, p. 348; Paris, 1868.)

(2) La relation de ces deux expériences est extraite de mon mémoire intitulé : *Appréciation physiologique et médico-legale des signes propres à établir la certitude de la mort.* (Mé-

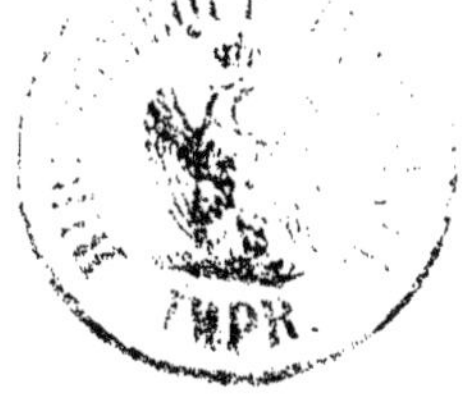

plète pour l'un des membres antérieurs, le droit; tandis que le gauche est encore entièrement flexible.

2ᵉ *expérience.* — 12 janvier 1846. — Par une température froide, à huit heures du soir, six Moutons, bien nourris, arrivés à l'instant même, après trois lieues de marche, sont tués immédiatement. *La roideur cadavérique se produit, en moins d'un quart d'heure, dans les membres postérieurs*, et commence dans les membres antérieurs, dix minutes après (1).

La roideur cadavérique est très-forte dans les cas où la mort a été déterminée par les phlegmasies suraiguës, par les poisons narcotiques et corrosifs, ou par l'inspiration du chlore, de l'ammoniaque, du bioxyde d'azote. Au contraire, elle est moins forte, et dure moins longtemps, si la mort a pour cause l'inspiration du gaz acide

---

moire manuscrit adressé à l'Académie des sciences de Paris, le 31 mars 1846, pour le concours du prix Manni.)

(1) Postérieurement à l'époque où je faisais les expériences que je viens d'indiquer et que j'ai déjà publiées (*Des Phénomènes cadavériques au point de vue de la physiologie et de la médecine légale*, *loc. cit.*, p. 696), M. Brown-Séquard a également montré que l'*exercice de la contraction musculaire* produit une diminution de l'irritabilité musculaire, et que cette diminution est suivie d'une *rigidité cadavérique précoce* (E. Brown-Séquard, *loc. cit.*, p. 274.)

sulfhydrique, ou si elle résulte de certaines lésions chroniques, telles que le cancer de l'estomac, etc.; enfin, dans tous les cas où l'épuisement est considérable et le système musculaire affaibli (1).

Chez les Mammifères de l'ordre des Rongeurs, sur lesquels j'ai souvent fait des expériences, j'ai constamment remarqué que, lorsqu'ils succombent à une maladie chronique, la roideur cadavérique se produit lentement. Elle procède plus vite, au contraire, et parcourt toutes ses phases, chez les Animaux du même ordre, lorsqu'ils sont sacrifiés en pleine santé. Les trois observations suivantes, prises entre beaucoup d'autres, peu-

(1) On sait que la rigidité cadavérique apparaît plus tard et dure plus longtemps dans les membres paralysés que dans les membres demeurés sains jusqu'à la dernière heure (E. Brown-Séquard, *loc. cit.*, p. 268). Cependant, j'ai remarqué plusieurs fois que, pour peu que la paralysie dont les membres sont atteints, remonte à une date déjà ancienne et corresponde à une atrophie du système musculaire, la rigidité cadavérique fait défaut à leur niveau. M. Charcot a récemment appelé l'attention sur ce fait pour les muscles paralysés et contracturés dans les hémiplégies anciennes. « A l'autopsie, les membres du côté sain présentent une rigidité parfaite; au contraire, les muscles qui étaient contracturés pendant la vie, sont complétement flasques. L'absence de rigidité cadavérique, selon M. Ch. Bouchard, s'observerait aussi dans la paralysie infantile. » (Ch. Bouchard, *Des Dégénérations secondaires de la moelle épinière*; extrait des *Archives générales de médecine*, p. 80; Paris, 1866.)

vent servir de types, en ce qui concerne l'influence des maladies chroniques.

Observation Ire. — Le 18 janvier 1861, à midi, un jeune Lapin succombe à une maladie chronique (*le gros ventre*) : examiné, huit heures après la mort, le cadavre est encore chaud ; les *membres postérieurs* (abdominaux), le cou et les mâchoires, présentent une roideur remarquable.

Vingt-quatre heures après la mort, le cadavre est tiède, la roideur des membres postérieurs et celle des mâchoires persistent au même degré que lors du premier examen. Le cou est flexible en tous sens ; les membres antérieurs (thoraciques) commencent à se roidir.

Trente-six heures après la mort, la roideur des membres abdominaux est seule appréciable.

Observation IIe. — Le 21 janvier 1861, à huit heures du matin, un Lapin, provenant de la même portée que celui de l'observation précédente, succombe à la même affection.

Quatre heures après la mort, le cadavre est encore chaud ; la roideur cadavérique est déjà notable aux *membres abdominaux* et au cou ; elle commence seulement à la mâchoire.

Onze heures après la mort, on constate seulement une roideur imparfaite des autres parties du corps.

*Observation III*e. — Le 23 janvier 1861, un Lapin, provenant de la même portée que les deux autres, succombe à la même affection.

Une heure après la mort, nous constatons une roideur prononcée de la mâchoire. Tous les autres points du corps sont flexibles; la chaleur est bien conservée.

A midi, c'est-à-dire trois heures plus tard, même état.

A quatre heures du soir, la roideur commence à se manifester aux membres postérieurs et au cou.

Si j'avais l'intention de faire ici une étude complète de la roideur cadavérique, je devrais examiner encore un certain nombre d'autres questions, notamment celle de la cause en vertu de laquelle se produit la rigidité cadavérique.

On sait que les auteurs ne sont pas arrivés sur ce point à un résultat commun, puisque, tandis que Treviranus, P.-A. Béclard, Orfila, M. J.-Béclard (1), attribuent la rigidité à la coagulation

---

(1) J. Béclard, *Physiologie humaine*, p. 490 ; Paris, 1855. (Citation empruntée à M. J. Parrot.)

du sang dans les capillaires, M. le professeur Ch. Robin l'attribue à la coagulation de la musculine et de la géline, substances qui, demi-solides chez le vivant, se solidifieraient chez le cadavre.

L'explication de l'origine de la rigidité cadavérique ne rentrant pas dans le cadre des questions que je me propose de traiter ici seulement, je ne reproduirai ni les objections qui ont été dirigées contre la théorie de la coagulation du sang (1), ni la théorie présentée par M. de Vauréal à la Société médicale d'émulation de Paris(2). Quelle que soit l'explication précise que l'on adopte, il me semble évident, comme le pensaient Nysten, Sommer et Müller, que la rigidité est bien sous la dépendance immédiate de la fibre musculaire; mais il faut reconnaître que l'état du sang paraît avoir une certaine valeur dans la détermination du phénomène. M. Brown-Séquard a, en effet, constaté expérimentalement ce fait, que, chez l'Homme aussi bien que chez les Animaux, des muscles atteints de rigidité cadavérique peuvent, sous l'influence exercée par du

(1) E. Bouchut, *Traité des signes de la mort*, p. 167; Paris, 1849.

(2) De Vauréal, *Bulletins de la Société médicale d'émulation*, 2e série, t. I, p. 532-534 ; Paris, 1866.

sang injecté dans leurs vaisseaux, cesser d'être rigides et redevenir irritables (1). Certains faits démontrent même que ce retour à l'irritabilité est particulièrement dû à la présence de l'oxygène dont est chargé le sang qu'on injecte (2).

Il est encore une question, des plus intéressantes, diversement résolue par les observateurs, et qui mériterait de longs développements ; c'est celle des variétés de résistance de la rigidité cadavérique aux divers efforts faits pour la modifier. Nysten (3), Sommer (4), le Dr Bennet Dowler (5) et M. Brown-Séquard (6) en ont fait

---

(1) E. Brown-Séquard, *Recherches sur le rétablissement de l'irritabilité musculaire chez un supplicié, treize heures après la mort.* (*Mémoires de la Société de biologie*, 1re série, t. III, p. 150; Paris, 1852.)

(2) E. Brown-Séquard, *Persistance de la vie dans les membres atteints de la rigidité qu'on appelle cadavérique.* (*Comptes-rendus de l'Académie des sciences de Paris*, t. XXXII, p. 855; Paris, 1851); et *Recherches expérimentales sur les propriétés physiologiques et les usages du sang rouge et du sang noir*, etc. (*Journal de la Physiologie de l'homme et des animaux*, t. I, p. 106 et 111; Paris, 1858.)

(3) Nysten, *Recherches de physiologie et de chimie pathologiques*, p. 401; Paris, 1811.

(4) Sommer, cité par J. Müller, in *Manuel de physiologie*, trad. de Jourdan, édition Littré, t. II, p. 42; Paris, 1851.

(5) Bennet Dowler, *Experimental researches on the post-mortem contractility;* New-York, 1846. (Citation empruntée à Brown-Séquard.)

(6) E. Brown-Séquard, *Limites de la possibilité du retour*

l'objet de recherches intéressantes; mais je dois me borner à cette indication, puisque, faute d'avoir spécialement porté mon attention sur ce point, je n'ai pas à exposer ici comparativement le résultat d'observations personnelles.

En revanche, il est un point de l'histoire de la rigidité cadavérique sur lequel je me propose d'appeler spécialement l'attention : il s'agit de l'ordre dans lequel ce phénomène se produit et disparaît dans les diverses parties du corps.

Parmi les auteurs qui sont le plus fréquemment cités, Nysten paraît être celui dont l'attention a le plus particulièrement porté sur cette étude. » La « roideur cadavérique, selon lui, commence tou- « jours, dans l'Homme, par le tronc et le cou, « gagne ensuite les membres thoraciques, et se « porte de là aux membres abdominaux, de ma- « nière que ceux-ci sont encore souples, lorsque « les autres parties sont déjà roides. Elle suit la « même marche en se dissipant qu'en se déve- « loppant; ainsi, elle diminue et cesse d'abord « au tronc et au cou, ensuite aux membres tho- « raciques; enfin aux membres abdominaux; et

---

spontané de la rigidité cadavérique, après qu'on l'a fait disparaître par l'élongation des muscles. (*Journal de la physiologie de l'homme et des animaux*, t. I, p. 281; Paris, 1858.)

« ceux-ci demeurent encore souvent roides, un « grand nombre d'heures après que les autres « parties ont entièrement repris leur sou- « plesse » (1).

A lire les articles consacrés au même sujet par les auteurs qui ont écrit depuis Nysten, il semble que la description donnée par ce savant observateur n'ait laissé aucune inexactitude à relever, ou bien, que ceux qui l'ont reproduite plus ou moins aient oublié de vérifier les faits qu'elle résume.

Ainsi, d'après Adelon, « l'ordre dans lequel « s'établit la rigidité est toujours le même. Ce sont « d'abord les muscles du tronc qu'elle saisit, puis « ceux du cou; en troisième lieu, ceux des membres « thoraciques, enfin ceux des membres inférieurs, « et c'est aussi dans cet ordre qu'elle cesse » (2).

Le professeur Orfila indique aussi la rigidité cadavérique comme débutant toujours par le tronc et le cou, « d'où elle s'étend aux membres « thoraciques, puis aux membres abdominaux. « Elle suit la même marche en se dissipant; en « sorte que les extrémités inférieures peuvent être

(1) Nysten, *loc. cit.*

(2) N.-P. Adelon, *Physiologie de l'homme*, t. IV, p. 584; Paris, 1824.

« roides, plusieurs heures après que les autres par-« ties ont perdu leur souplesse » (1).

Sommer (2), aussi, soit qu'il ait, comme les autres auteurs, emprunté à Nysten les éléments de sa description, soit qu'il ait commis les mêmes erreurs que cet observateur, partage du reste avec lui le privilége d'avoir un peu trop facilement fourni à ses successeurs jusqu'aux termes mêmes de la vulgarisation d'une inexactitude. Ainsi, J. Muller (3), le professeur Orfila (4), M. Bouchut (5), nous apprennent que, selon Sommer, la rigidité cadavérique commence ordinairement au cou et à la mâchoire inférieure, d'où elle gagne les membres supérieurs de haut en bas, puis les membres pelviens. Orfila, seul, ajoute que la rigidité débute *rarement* par ces derniers ou envahit les quatre membres à la fois.

Le professeur Casper, ne citant pas d'auteur auquel il ait emprunté les éléments de sa description, me paraît, s'il s'est fondé sur les résul-

(1) Orfila, *Médecine légale*, t. II, p. 190.

(2) Sommer, *Dissertatio de signis mortem hominis absolutum indicantibus;* Copenhague, 1833.

(3) J. Müller, *loc. cit.*

(4) Orfila, *Traité de médecine légale*, 4e édit., t. I, p. 483; Paris, 1848.

(5) E. Bouchut, *Traité des signes de la mort et des moyens de prévenir les enterrements prématurés*, p. 162; Paris, 1849.

tats de son observation personnelle, n'avoir pas, au point de vue de l'exactitude, été plus heureusement servi que ses prédecesseurs. « La roideur « cadavérique, selon lui, envahit de haut en bas, « commence à la nuque et à la mâchoire infé- « rieure, arrive ensuite aux muscles du cou, de la « poitrine, aux membres thoraciques, et enfin aux « membres abdominaux » (1).

Il ressort, pour moi, de l'examen de plus de six cents cadavres Humains, que le curieux phénomène de la roideur des muscles se produit suivant un ordre tout à fait différent de celui qu'on trouve généralement indiqué dans les divers ouvrages qui traitent de ce sujet. J'ai cherché d'ailleurs, par l'expérimentation directe sur beaucoup d'Animaux d'espèces différentes, les moyens de comparaison qu'ils peuvent offrir, et, là encore, j'ai rencontré la confirmation pleine et entière des premiers résultats que j'avais obtenus.

L'ordre dans lequel se produit la roideur cadavérique est invariablement le même, quel que soit, du reste, le genre de mort, que celle-ci soit

(1) J.-L. Casper, *Traité pratique de médecine légale*, édition française publiée par G. Germer-Baillière, t. II, p. 21; Paris, 1862.

lente ou rapide, naturelle ou accidentelle (1).

Les muscles qui meuvent la mâchoire inférieure se roidissent les premiers. Presque en

(1) Quoique je n'aie pas d'observations personnelles à citer à l'appui de cette remarque, je dois pourtant dire que l'ordre d'apparition de la rigidité cadavérique dans les divers départements du système musculaire, paraît pouvoir être troublé par une circonstance importante à ne pas perdre de vue : je veux parler du développement de convulsions, de crampes ou autres phénomènes inhérents à l'activité musculaire. Il pourrait, en effet, arriver que les membres thoraciques fussent en proie à des phénomènes de cet ordre, tandis que les membres abdominaux seraient demeurés dans l'état de repos: en pareil cas, les observations recueillies par M. Brown-Séquard (*Journal de la physiologie de l'homme et des animaux*, t. IV, p. 276; Paris, 1861) autorisent à penser que la roideur cadavérique apparaîtrait d'abord dans les membres thoraciques, contrairement à la loi générale qui veut qu'elle se montre auparavant dans les membres abdominaux.

Ce ne serait là, toutefois, qu'une exception; mais, pour cela même, dans la pratique, il faudrait en tenir un plus grand compte : dans un cas douteux, par exemple, où la loi que j'indiquerai bientôt dans ses détails, se trouverait être en défaut, sans qu'on pût se rendre compte de l'exception par le fait d'une suractivité musculaire partielle, d'origine pathologique, on devrait en chercher la cause dans un déploiement particulier des forces musculaires pendant les derniers moments de la vie, sous une influence telle que pourrait être le besoin de la conservation personnelle. Chez un individu qui avait tenu ses bras étendus pendant longtemps pour échapper à la mort par submersion, les bras, après la mort, étaient fixés dans cette attitude par la rigidité cadavérique. (Taylor's, *Manual of medical Jurisprudence*, p. 734. Citation empruntée à E. Brown-Séquard, *loc. cit.*, p. 274.)

même temps, se roidissent les muscles des membres abdominaux (1), puis les muscles du cou (moteurs de la tête sur le tronc). Enfin, et plus ou moins tard, les muscles des membres thoraciques se roidissent à leur tour.

Les muscles qui se sont roidis les premiers (ceux de la mâchoire inférieure et des membres abdominaux), demeurent les derniers dans l'état de rigidité. Les articulations de la mâchoire inférieure, du genou, se roidissent plus tôt et plus complétement que celle de l'épaule.

Cette progression de la roideur cadavérique, constatée par l'examen d'observations que j'ai répétées plusieurs centaines de fois, et qui sont faciles à vérifier, n'est pas un fait particulier à l'espèce Humaine : on l'observe chez les Mammifères et chez les Oiseaux; c'est une loi générale, commune à tous les Animaux pourvus d'un système musculaire.

---

(1) Une observation communiquée à Laënnec, par le Dr Cayol, vient, au moins en partie, à l'appui de ce que nous venons de dire. « A l'ouverture du cadavre, faite dix heures après la mort, les yeux étaient ouverts et encore brillants; les traits de la face n'étaient pas altérés; la roideur cadavérique, *assez prononcée aux membres inférieurs*, l'était peu aux membres supérieurs, et n'existait pas encore au cou, ni à la tête. » (Laënnec, *Traité de l'auscultation médiate*, t. I, observation XV.)

La roideur cadavérique, bien reconnue, à l'aide des caractères précédemment indiqués, constitue un signe de mort d'une valeur incontestable ; aussi, pour qu'elle conservât cette valeur, importait-il de vérifier les faits et de rectifier les inexactitudes qui s'étaient glissées dans les descriptions dont elle a été l'objet.

Mais, tout en reconnaissant, d'une manière générale, qu'elle peut servir à établir la réalité de la mort, nous devons ne pas oublier que, si l'on se fondait toujours sur elle exclusivement, la rigidité cadavérique pourrait être considérée comme n'offrant plus qu'une valeur équivoque. Nous avons vu, en effet, que, dans des cas infiniment rares, à la vérité, elle peut manquer complétement (1). Elle peut aussi se produire vite, durer peu, être incomplète, et avoir déjà disparu, alors qu'il s'agit de constater son existence. Elle peut encore n'apparaître que fort tard, longtemps après la constatation régulière du décès. Enfin, on a dit qu'elle peut, quoique très-rarement, se montrer pendant un état de mort apparente ; et

(1) Voyez plus haut, p. 109-110. M. E. Bouchut (*loc. cit.*, p. 264) a constaté qu'elle était peu évidente et très-fugace sur certains membres profondément œdémateux ; il ajoute même que, dans quelques points limités, elle paraissait nulle.

M. Faure (1) en cite même un exemple, qui, toutefois, comme on l'a déjà fait remarquer (2), n'est pas complétement démonstratif.

---

(1) Faure, *De l'Asphyxie et de son traitement.* (*Archives générales de médecine*, 5e série, t. XI, p. 45 ; Paris, 1858.)

(2) J. Parrot, *loc. cit.*, p. 16.

CHAPITRE III.

État des yeux chez le cadavre. — Indication des signes habituellement tirés de cet état : aspect pulvérulent des paupières et des narines, — toile glaireuse de Winslow, — opacité de la cornée. — Flétrissure de la conjonctive oculaire, observations sur la flaccidité du globe de l'œil. L'imbibition cadavérique du globe de l'œil est le signe de mort réelle, auquel on doit attacher le plus d'importance : ses caractères sont constants; elle constitue un véritable stigmate de la mort; elle est, dans l'ordre d'apparition, le premier signe certain de la mort réelle, puisqu'elle est, en même temps, le premier signe de la putréfaction. — Importance pratique de sa constatation.

N'ayant pas de remarques particulières à présenter sur la valeur que peuvent revendiquer, d'une part, l'absence de contraction musculaire sous l'influence de stimulants divers (électriques ou autres), et d'autre part, soit l'absence d'auréole et de phlyctènes à la suite d'une brûlure de la peau, soit le relâchement simultané des sphincters, signes auxquels on a adressé déjà diverses objections, je désire insister surtout sur l'état des yeux chez le cadavre.

Mon but est de passer en revue les divers signes que, dès longtemps, on s'est attaché à y lire et d'en indiquer un qui paraît avoir échappé aux observateurs qui m'ont précédé. Ce signe a, selon moi, dans la constatation de la mort réelle, une valeur d'autant plus grande, qu'il ouvre le premier, à l'extérieur, la série non douteuse des phénomènes de la putréfaction, les seuls sur lesquels on puisse sérieusement se fonder pour admettre la réalité de la mort.

Ce que nous devions chercher, c'était un signe de mort, qui parût assez tôt pour ne pas nécessiter une observation prolongée des cadavres (et cela dans l'intérêt des vivants), mais qui, pourtant (dans l'intérêt de la personne supposée morte), ne le cédât pas, en certitude, aux signes habituellement empruntés à la putréfaction. Or, ce signe, comme je viens de le dire, appartient précisément à la série des phénomènes de ce groupe ; il a seulement sur les autres l'avantage d'apparaître moins tard.

Mais, avant de l'indiquer, revenons d'abord à l'examen général des signes fournis par l'état des yeux.

L'aspect pulvérulent que présente l'épiderme aux paupières (et souvent aussi aux narines) s'observe surtout chez les vieillards, quand la mort survient lentement, à la suite d'une maladie chronique peu intense, ou par les seuls progrès de l'âge.

Il ne faut attacher, d'ailleurs, qu'une importance secondaire à ce caractère fugitif.

Il n'en est pas de même de la *toile glaireuse* qui recouvre la cornée sur un grand nombre de cadavres, et dont Winslow a parlé dans un mémoire imprimé parmi ceux de l'Académie des sciences, en 1721. Cet auteur a longtemps recherché la source de cette humeur, et il pense, avec Verdier et d'autres anatomistes, qu'elle transsude des pores de la cornée. Cette toile glaireuse est très-fine; elle se fend en plusieurs morceaux quand on y touche, et on l'emporte facilement en essuyant le globe de l'œil. On peut aussi apercevoir quelque apparence de cette toile chez les agonisants; et le vulgaire, dans plusieurs pays, n'a pas laissé échapper cette remarque : c'est ainsi qu'en Danemark, au rapport de Winslow, on dit en pareil cas « voilà qui est fait, *les yeux sont crevés.* » On lit dans le tome IV du *Recueil des Thèses*, de Haller, une question proposée à Leyde, en 1746, par Camper, sur la *cause pour laquelle se ternissent les yeux des agonisants;* on y trouve également cette indication importante, à savoir que: « *Constans est observatio morientium oculos suum* « *amittere splendorem... fracti vulgo dicuntur.* »

A Metz, les femmes du peuple, en voyant la

toile glaireuse se former sur l'œil des mourants. disent elles-mêmes : « Il n'y a plus d'espérance, « le larmier est rompu. »

La toile glaireuse, que nous avons étudiée avec soin, et que d'ailleurs Winslow a parfaitement décrite, ne se rencontre pas sur tous les cadavres. C'est, en effet, un produit d'exsudation et d'exhalation, tantôt sec et comme fendillé, d'autres fois étalé en membrane ; c'est une sorte d'enduit qui revêt la surface de la cornée, et qu'un léger froissement fait disparaître.

Il ne faut pas confondre cette toile glaireuse de Winslow avec *l'opacité de la cornée*, phénomène cadavérique beaucoup plus constant, commun à tous les âges, et qui, tôt ou tard, ne manque jamais de se produire.

La *flétrissure* de la conjonctive oculaire est encore un phénomène cadavérique hors de toute contestation. On l'observe dans la plupart des cas, surtout chez les enfants, et ses caractères sont bien tranchés ; c'est toujours au devant de la cornée qu'on remarque plusieurs plis transversaux superposés, très-apparents au centre, et se perdant peu à peu, latéralement, devant la sclérotique : ces plis sont ordinairement de quatre à six.

La perte du brillant des yeux et la formation de la toile glaireuse ne sont cependant pas, suivant Louis, des signes certains de la mort ; car on a remarqué, dit-il, que les yeux se ternissent dans plusieurs occasions, et souvent un enduit de matière glaireuse existe sur la cornée, dans certaines maladies des paupières. En revanche, continue Louis, « les yeux des morts deviennent « flasques et mous en fort peu d'heures ; et il n'y a « aucune maladie, aucune révolution dans le corps « humain vivant, qui soit capable d'opérer un pa- « reil changement ; ce signe est vraiment caracté- « ristique, et j'ose le donner pour indubitable. Tant « que le globe de l'œil conserve sa fermeté natu- « relle, on ne peut pas prononcer que la personne « est morte, quelles que soient les autres marques « qui induisent à le prouver ; l'*affaissement et la* »*mollesse des yeux* dispensent d'attendre la putré- « faction. C'est une observation que j'ai faite pen- « dant plusieurs années, sur un très-grand nombre « de sujets d'âge et de sexe différents, morts de « maladies différentes, et dans toutes les saisons de « l'année (1). »

Ce signe, dont l'importance me paraît incon-

---

(1) Louis, *loc. cit.*, p. 139 (quatrième lettre).

testable, a été apprécié d'une autre manière par Plenck et Whytt (1), par Desgranges et par Fodéré.

On a fait observer que les yeux des personnes supposées mortes à la suite d'une hémorrhagie considérable, d'une attaque d'apoplexie, de l'asphyxie par submersion, peuvent se ternir, s'amollir, s'affaisser, s'enfoncer dans l'orbite, sans que cela soit l'effet de la décomposition putride.

«On sait,» dit Orfila, «que des personnes «asphyxiées, dont les yeux étaient flasques, en-«foncés et recouverts d'une toile glaireuse, ont «été rappelées à la vie; que, chez d'autres, qui «avaient succombé à une apoplexie, à l'asphyxie «par la vapeur de charbon, ces organes conser-«vaient leur brillant et leur intégrité longtemps «après la mort.

« Il pourrait même arriver que les yeux des «cadavres, qui d'abord auraient été affaissés et «ternis, devînssent éclatants et plus volumineux, «au bout de quelques heures ou de quelques jours. «Ce phénomène, dont Louis n'a pas fait mention, «tient à l'accumulation du sang dans les cavités

(1) Whytt, in *Nouveaux Mémoires de l'Académie impériale et royale des sciences et belles-lettres de Bruxelles.*

« droites du cœur et à son refoulement vers les « veines de la tête, de la face et de l'œil, parce que « l'estomac a été distendu par des gaz et a poussé « le diaphragme de bas en haut. »

En résumé, et quelle que soit l'opinion qu'on se forme à cet égard, la question doit être reprise précisément au point où l'ont laissée les recherches de Louis ; car, il faut bien en convenir, les auteurs les plus éminents de l'époque actuelle n'ont rien ajouté aux observations du savant académicien ; seulement ils se bornent à en contester plus ou moins l'importance.

De mon côté, j'arrive avec des convictions différentes. Non-seulement, j'admets sans restriction les opinions de Louis, mais les observations très-nombreuses que j'ai pu faire depuis plusieurs années, celles que je répète à toute occasion, me permettent de les compléter en les développant.

D'abord, mes observations personnelles me conduisent à dire que la flaccidité du globe de l'œil est un phénomène cadavérique qui manque rarement ; j'ai pu l'observer un très-grand nombre de fois ; j'ai remarqué sa coïncidence fréquente, presque constante, avec la flétrissure de la conjonctive, et j'ai eu souvent l'occasion de voir la forme particulière qu'affecte, dans ce cas, le globe de l'œil. Ce caractère, qui a tout à fait échappé à Louis, consiste en une *dépression* du globe oculaire, à sa partie supérieure, dépression qu'on observe en soulevant la paupière, et qu'il ne faut pas confondre avec l'*affaissement* que présente, en avant, l'organe de la vue. Ces deux formes de la dépression cadavérique du globe de l'œil, qui coexistent souvent, mais non toujours, sont surtout communes chez les vieillards.

Le signe dont il me reste à parler, celui auquel, il faut le dire, j'attache le plus d'importance, c'est l'*imbibition cadavérique du globe de l'œil.*

Ce phénomène est caractérisé par la présence, sur le blanc de l'œil (la sclérotique), d'une tache noirâtre que j'ai étudiée sous tous ses aspects et dans toutes les phases de son développement.

Non-seulement, on n'a jamais prêté à cette particularité l'attention qu'elle mérite, mais on ne trouve même nulle part la mention pure et simple de son existence.

L'imbibition cadavérique du globe de l'œil présente plusieurs degrés de développement, et, si l'on en suit attentivement, de jour en jour, d'heure en heure, de moment en moment, pour ainsi dire, toutes les phases, on voit qu'elle consiste d'abord en une simple tache noire peu apparente, puis en une tache plus étendue, presque toujours de forme ronde ou ovale, rarement triangulaire, auquel cas la base du triangle est alors voisine de la cornée.

La *tache noire de la sclérotique* apparaît toujours

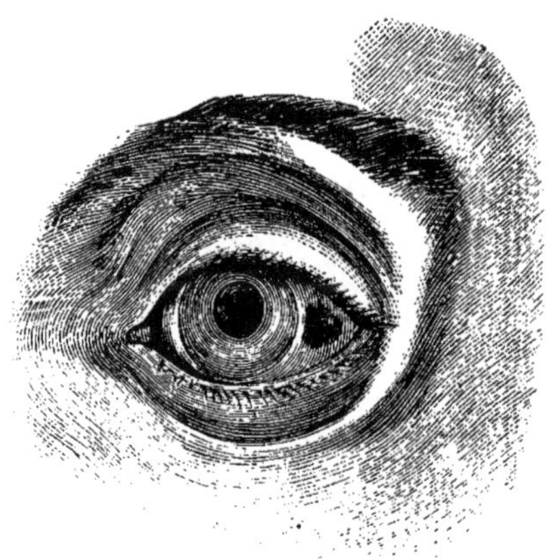

Figure représentant l'œil gauche d'un enfant mort depuis 26 heures et sur lequel la tache scléroticale était déjà très-prononcée depuis plusieurs heures. Le dessin a été fait d'après nature par M. Ernest Piron, élève en médecine à l'hôpital des Enfants-Malades.

sur le côté externe du globe de l'œil; plus tard, une autre tache, de même aspect, de même nature, et en général moins prononcée, vient occuper le côté interne du même organe, parallèlement à la première; plus tard encore, ces deux taches, qui s'étendent transversalement, se rapprochent de plus en plus, et leur réunion constitue plus ou moins vite, mais invariablement, un segment d'ellipse à convexité inférieure. Deux ou trois fois seulement, nous avons vu la tache interne du globe de l'œil paraître avant l'externe. Quelquefois les lividités de la peau précèdent cette tache de l'œil; plus souvent, elles apparaissent avec elle, plus souvent encore elles n'apparaissent que beaucoup plus tard.

Certaines conditions favorisent l'imbibition cadavérique du globe de l'œil; on la voit se produire, en effet, plus rapidement par une température chaude, chez les enfants, chez les phthisiques, chez les personnes qui succombent à la fièvre typhoïde, etc. Une fois venue, la tache noire de la sclérotique ne peut que s'étendre; c'est une marque indélébile, un véritable cachet.

Quelle est sa nature particulière? Est-elle le produit d'une rupture de la trame organique, survenue sous le simple effort du sang en circulation dans les vaisseaux capillaires? N'est-elle pas plutôt un phénomène d'imbibition cadavérique? Je dois dire que cette dernière supposition me paraît être la plus probable, et je pense que la tache noire qui apparaît sous la sclérotique appartient au pigmentum de la choroïde.

Entre la roideur cadavérique, peu apparente, déjà nulle ou sur le point de cesser, et les phénomènes connus de la putréfaction, encore absents, l'imbibition cadavérique du globe de l'œil est en quelque sorte un point de transition. La tache noire de la sclérotique est, en un mot, le *stigmate de la mort*, et pour ainsi dire la sentinelle avancée de la putréfaction, comme l'œil est « la sentinelle avancée de l'intelligence et de la vie. »

L'imbibition cadavérique du globe de l'œil est donc, dans l'ordre d'apparition, le premier signe certain de la mort réelle, puisqu'il est, en même temps, le premier signe de la putréfaction.

Sans doute, on peut, ne s'en contentant pas, attendre pour affirmer que la mort est réelle, le moment où la putréfaction avancée ne permettra plus la moindre incertitude aux plus incrédules. Mais, alors, il faut le dire, les preuves surabondent; et, si les signes sont devenus trop nombreux, trop certains, pour que l'on puisse conserver un doute sur la réalité de la mort, il faut bien reconnaître que, déjà aussi, le cadavre peut exercer sur l'atmosphère une action funeste. C'est précisément dans le but de concilier les intérêts des vivants avec l'utilisation régulière des signes précieux et indubitables fournis par la putréfaction que l'on a proposé, et réalisé dans quelques villes, la création de dépôts mortuaires ou *nécrodoques*. Je ne reproduirai pas ici les objections soulevées contre la réalisation de cette institution. La pensée d'établir des chambres mortuaires a évidemment devant elle un but très-louable, puisqu'elle s'efforce de soustraire à toute chance d'erreur la constatation du décès; aussi bien, négligerai-je de l'attaquer. Du reste, soit que les familles se conservent le soin de surveiller le corps, soit qu'elles confient ce soin aux gardiens d'établissements spécialement créés dans ce but, je crois que la pratique de la constatation des décès ne peut que gagner à suivre la voie plus large et plus complétement certaine, ouverte par M. Josat (1), lorsque notre distingué confrère propose de substituer au délai de vingt-quatre heures celui de soixante-douze, entre le moment de la constatation du décès et celui de l'inhumation.

Cependant, quelque prévoyante que soit la pensée qui a présidé à la proposition faite par M. Josat, je crois, en thèse générale, qu'il y aurait inconvénient pour les vivants à fixer, pour

(1) Josat, *De la mort et de ses caractères*, p. 236; Paris, 1854.

l'inhumation, un délai trop éloigné, du moment où les apparences extérieures de la vie se sont éteintes.

Si, après vingt années d'habitude pratique dans la constatation civile et judiciaire des décès, ma voix avait assez d'autorité pour fournir l'indication de la durée du temps qu'on doit laisser écouler avant de réaliser l'inhumation, je préférerais choisir au delà, plutôt qu'en deçà de vingt-quatre heures, afin de donner à la putréfaction le temps de se produire sous celui de ses aspects qui se montre le premier. Mais, que les vingt-quatre heures ou davantage soient ou non écoulées, *dès le moment où aurait paru l'imbibition cadavérique du globe de l'œil, trahie par la tache noire de la sclérotique, je déclarerais que la mort est réelle, et, sans attendre le développement des autres signes de la putréfaction, je permettrais l'inhumation.*

Mémoire adressé à l'Académie des Sciences de Paris, le 27 mai 1867.

151

www.ingramcontent.com/pod-product-compliance
Ingram Content Group UK Ltd.
Pitfield, Milton Keynes, MK11 3LW, UK
UKHW021030180726
13838UKWH00004B/1720